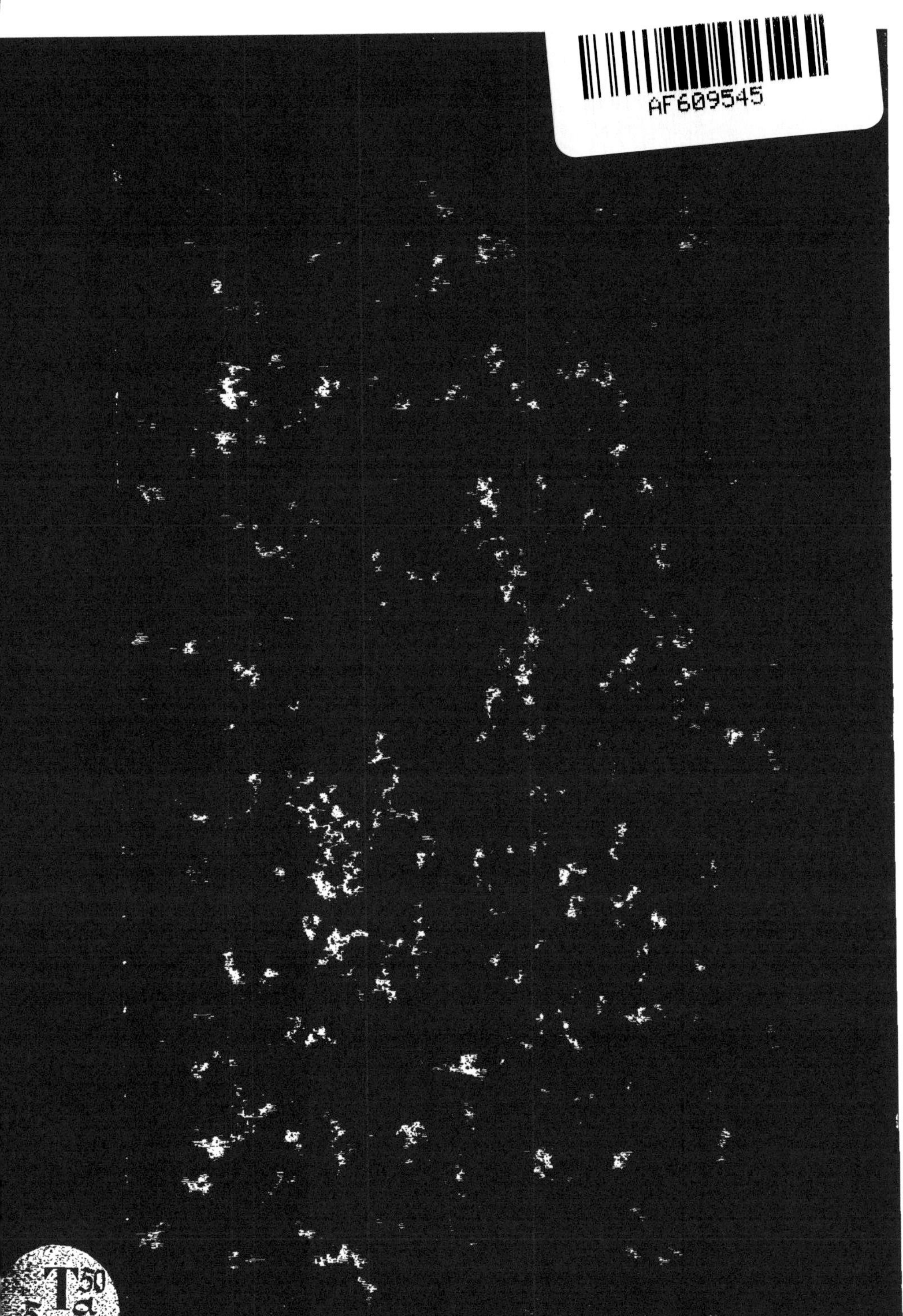

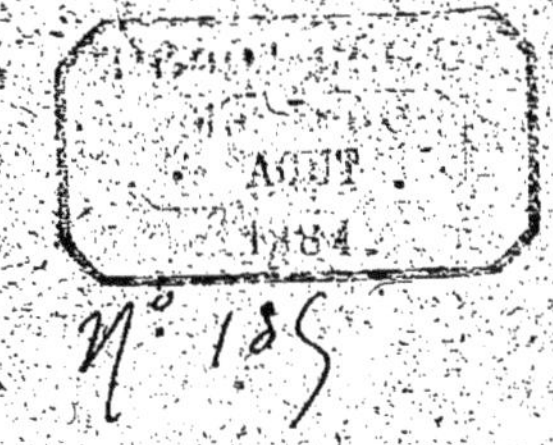

CONTRIBUTION A L'ÉTUDE

DU

DÉVELOPPEMENT DU FOIE

PAR

Jean-Louis VAUTHIER

DOCTEUR EN MÉDECINE DE LA FACULTÉ DE PARIS

Licencié ès-sciences naturelles

Ancien externe des hôpitaux (Médaille de Bronze)

Ancien préparateur au laboratoire de tératologie de l'Ecole des Hautes Etudes

PARIS

ALPHONSE DERENNE

52, Boulevard-Saint-Michel, 52

1884

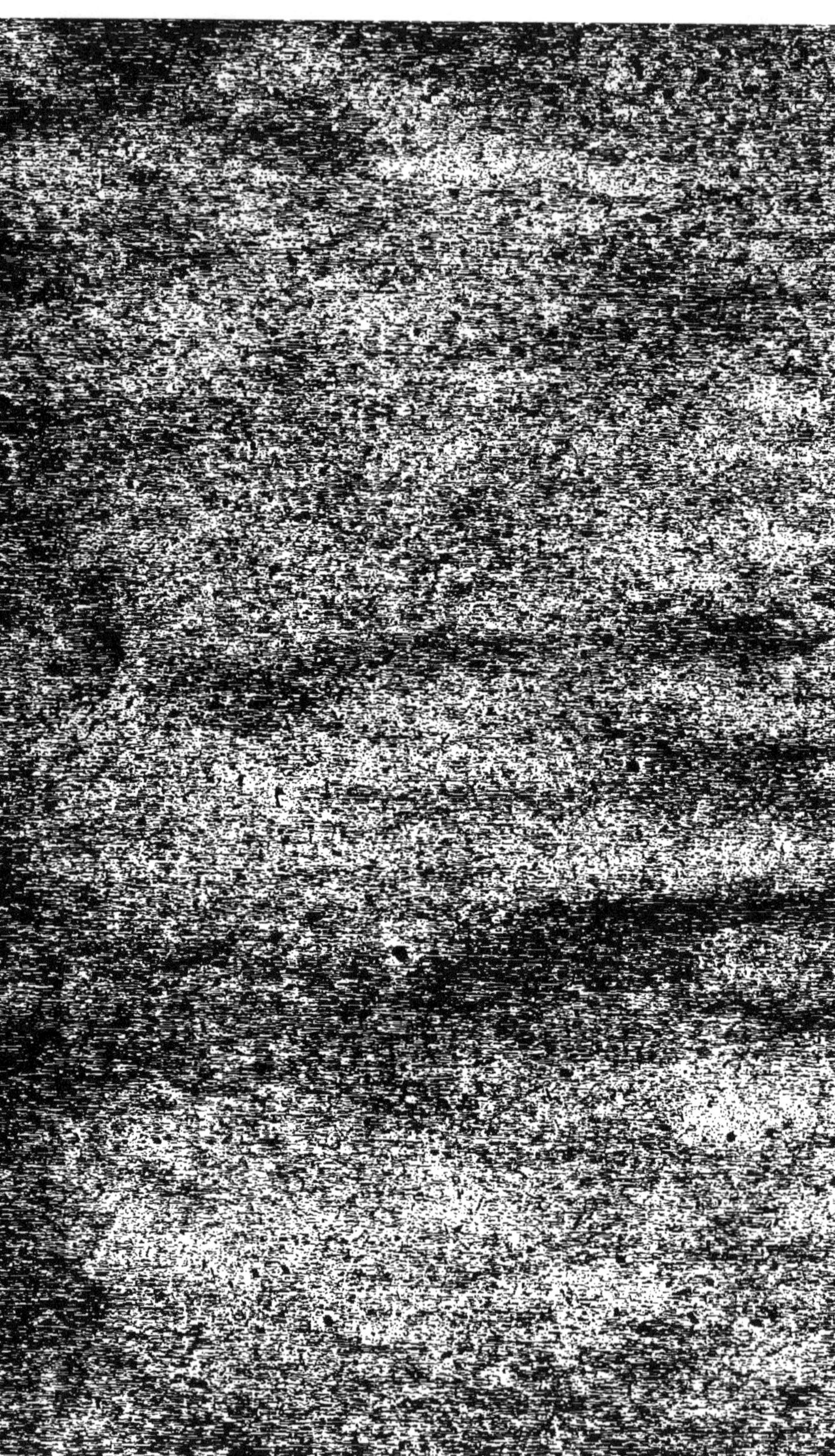

CONTRIBUTION A L'ÉTUDE

DU

DÉVELOPPEMENT DU FOIE

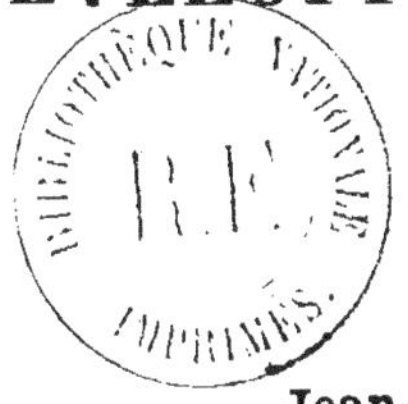

PAR

Jean-Louis VAUTHIER

DOCTEUR EN MÉDECINE DE LA FACULTÉ DE PARIS

Licencié ès-sciences naturelles

Ancien externe des hôpitaux (Médaille de Bronze)

Ancien préparateur au laboratoire de tératologie de l'Ecole
des Hautes Etudes

PARIS

ALPHONSE DERENNE

52, Boulevard Saint-Michel, 52

1884

A MON ONCLE

M. LL. VAUTHIER

Ingénieur des Ponts-et-Chaussées.

A MON FRÈRE

A M. LE Dr DARESTE

Directeur du Laboratoire de tératologie de l'Ecole des Hautes Etudes.

A M. LE Dr ROUGET

Professeur au Muséum d'Histoire naturelle.

A MON PRÉSIDENT DE THÈSE

M. LE PROFESSEUR ROBIN

Membre de l'institut.
Sénateur.

A MES MAÎTRES DANS LES HÔPITAUX

M. LE PROFESSEUR PANAS

Membre de l'Académie de médecine.

M. LE Dr LUYS

Médecin de la Salpêtrière
Membre de l'Académie de médecine.

M. LE PROFESSEUR BALL

Médecin de l'hôpital Laënnec.

M. LE Dr CONSTANTIN PAUL

Membre de l'Académie de médecine
Médecin de l'hôpital Lariboisière

M. LE Dr MESNET

Membre de l'Académie de médecine
Médecin de l'hôpital Saint-Antoine.

M. LE Dr J. BERGERON

Membre de l'Académie de médecine
Médecin honoraire des hôpitaux.

M. LE Dr LANNELONGUE

Membre de l'Académie de médecine
Chirurgien de l'hôpital Trousseau.

CONTRIBUTION A L'ÉTUDE

DU

DÉVELOPPEMENT DU FOIE

INTRODUCTION

Les thèses du dernier concours d'agrégation d'anatomie montrent, à n'en pas douter, que les études embryologiques prennent de jour en jour une importance plus considérable. Ces thèses, destinées à relater les faits connus et à déterminer, pour ainsi dire, le courant à suivre dans les recherches particulières, faites le plus souvent par des hommes d'une haute valeur, ont montré que la connaissance anatomique d'un organe adulte n'est plus, à bon droit, considérée comme suffisante ; il importe encore d'en connaître le mode de formation dans l'ensemble et dans les éléments.

Malheureusement les difficultés pratiques sont très grandes ; l'étude de l'embryon humain pendant les premiers mois de la gestation est à peu près impossible. On pourrait compter, dans la science, le nombre de ces embryons étudiés et décrits avant le deuxième mois. Chez les mammifères, il est rare qu'on puisse savoir à quelle époque a eu lieu la fécondation, et par conséquent si l'on sacrifie un animal, c'est au hasard, quelquefois même, il n'a pas été fécondé. Il reste l'abattoir, et encore ici ne trouve-t-on pas toujours à point nommé les éléments nécessaires à une étude complète.

Malgré le temps que nous avons consacré, sur place, à la recherche des embryons de petite dimension, il ne nous a pas été possible de trouver d'embryon de veau assez jeune, et le plus petit embryon de mouton que nous ayons pu nous procurer avait déjà 0,008 millimètres. Au-dessus de cet âge on trouve un assez grand nombre d'embryons de mouton surtout pendant la période d'hiver.

Nous avions songé tout d'abord à étudier le développement du foie sur les embryons de porc. L'histologie normale du foie adulte ayant été étudiée surtout chez cet animal, il nous paraissait probable que chez l'embryon, l'organe se montrerait également avec plus de netteté. Mais les très jeunes embryons de cet animal ne se rencontrent que fort rarement. Force nous a donc été faite de nous restreindre à peu près complètement à l'examen du mouton.

La thèse du Dr Wertheimer (1) intitulée : *du développement du foie*, laissait de côté quelques points importants de l'histoire de ce développement, entre autres le mode de formation de la cellule hépatique et la physiologie de l'organe embryonnaire.

Ce sont ces deux lacunes que nous avons entrepris de traiter dans ce travail, et si nous n'apportons pas beaucoup de faits nouveaux, nous pouvons affirmer que le peu qui a été vu, l'a été consciencieusement et laborieusement.

1. Wertheimer. *Th. d'agrég.* 1883.

Nous avons pensé qu'il était inutile de revenir sur l'examen historique de la question, traité à fond dans la thèse citée plus haut. Il était également inutile de parler, n'ayant rien de nouveau à indiquer, des théories émises au sujet de l'origine du rudiment hépatique et des diverses phases par lesquelles passe le parenchyme de l'embryon pour arriver à former le lobule hépatique de l'adulte.

Après avoir indiqué rapidement, et pour mémoire, la formation du réseau glandulaire du foie et le mode de disposition des vaisseaux dans cet organe pendant les premières périodes, ainsi que sa forme générale nous arrivons au sujet principal de notre travail, au mode de formation de la cellule hépatique, et enfin nous terminons en donnant un résumé des idées émises sur la physiologie du foie chez l'embryon et indiquant quelques analyses de matière glycogène que nous avons entreprises.

Nous avons été guidé dans cette tâche par notre excellent maître, M. le Dr Dareste, auquel nous conserverons toujours une profonde reconnaissance pour la bienveillance qu'il nous a sans cesse témoignée.

M. le professeur Rouget a bien voulu nous ouvrir son laboratoire pour des recherches de chimie biologique. Il a eu l'extrême obligeance de nous aider de ses conseils, qu'il reçoive ici tous nos remerciements ainsi que son savant aide naturaliste M. Gréhant.

Enfin nous remercions également M. le professeur Robin d'avoir bien voulu accepter la présidence de cette thèse et M. Retterer, préparateur au laboratoire d'histologie de la Faculté de médecine.

CHAPITRE I

CONSIDÉRATIONS PRÉLIMINAIRES

Avant d'aborder le sujet principal de ce travail, il est utile d'indiquer rapidement quelles sont les idées généralement admises sur le mode d'apparition du foie.

Il y a tout d'abord formation du canal hépatique par bourgeonnement du feuillet interne du blastoderme. De ce canal en naît bientôt un second et sur chacun d'eux on voit se produire de courts bourgeons épithéliaux, cylindres hépatiques pleins (1) ou déjà creux (2). En même temps se développent de nombreux vaisseaux que Kolliker considère comme des bourgeons de la veine omphalo-mésentérique. Un peu plus tard, les cylindres se réunissent pour donner naissance à une charpente réticulée. Ce réseau se développe rapidement et en même temps se développent les vaisseaux. Les veines ombilicales ayant augmenté de volume pendant que les veines omphalo-mésentériques restaient stationnaires, ce sont bientôt les veines ombilicales que l'on rencontre dans une coupe d'embryon au niveau du foie.

Herman Fol (3), dans un travail paru récemment sur un embryon humain de 0,0056, dit que chacune de ces

1. Kolliker. *Traité d'embryologie.*
2. Toldt et Zurkerkandl, Wiener Sitzunber, 1875
3. H. Fol. *Recueil zoologique Suisse*, 1884.

veines se transforme dans le foie en un sinus irrégulier et sans parois propres. Il existe une communication entre ces deux sinus. A ce moment tout le sang de la partie inférieure du corps de l'embryon, se rend dans ces sinus et doit par conséquent traverser le tissu hépatique avant de se rendre au cœur.

Si nous continuons à suivre les vaisseaux dans leur développement, nous voyons que la plupart d'entre eux se dégagent assez vite du foie ; mais à une période assez avancée, on trouve encore la veine ombilicale et le canal veineux traversant le foie de part en part (fig. 8).

Ce n'est que plus tard que le tissu hépatique, disparaissant par place, laisse la veine et le canal se dégager et prendre leur position à la face inférieure de l'organe, position qu'ils conservent dans la suite.

La forme du foie de l'embryon présente aussi un certain intérêt.

Vers le commencement de la troisième semaine, chez le mouton, on peut voir que le foie est un organe absolument symétrique extérieurement. La partie moyenne est mince ; les parties latérales larges s'étendent vers les extrémités supérieures et inférieures et vers la face dorsale. Le cœur remplit en partie la cavité supérieure qui sera la cavité thoracique ; le foie remplit en partie la cavité inférieure, future cavité abdominale ; mais de plus, il dépasse les limites, en haut, de chaque côté et forme une sorte de capsule dans laquelle pénètre le cœur. Sur une coupe horizontale au niveau de la partie moyenne du cœur, on aperçoit celui-ci au milieu en avant de la notocorde, et de chaque côté, on voit des masses latérales qui ne sont autres que des cornes supérieures du foie. Sur une coupe pratiquée un peu plus bas, le cœur se montre en avant du foie. En arrière de celui-ci se voit le tube intestinal embrassé par deux prolongements postérieurs de l'organe que nous étudions. Enfin en bas, on rencontre encore deux prolongements ou cornes qui semblent englober toutes les parties contenues dans le fond de la cavité abdominale. A cette époque, les poumons sont à peine visibles, l'intestin se montre sous forme d'un simple tube, les organes génitaux urinaires ne sont représentés que par le corps de Wolff. Ce ne sera que peu à peu que le foie se laissera déprimer par les autres organes. Il semble qu'il y ait là une véritable lutte des organes entre eux. Le cœur, indispensable de très bonne heure, prend rapidement un grand développement.

Le foie, qui doit avoir, dit Kolliker (1), une grande importance physiologique chez le fœtus, importance prouvée avant tout par sa grande vascularisation, le foie empiète sur les parties voisines. Le poumon qui ne servira qu'après la naissance, ne se développe que tard, l'intestin qui ne servira guère aussi qu'à cette époque reste petit et se cache derrière l'organe hépatique. Ce qu'on voit d'abord en ouvrant la cavité abdominale d'un embryon c'est le foie, et ce n'est qu'en écartant ses prolongements inférieurs et postérieurs que l'on rencontre le tube intestinal plus ou moins contourné. Au fur et à mesure du développement l'intestin se dégage et repousse, ou tout au moins empêche l'accroissement des parties inférieures du foie.

1. Kolliker, *loc. cit.*

Il semble que cet organe se laisse dépasser et déprimer par un organe qui va prendre une importance physiologique.

Il en sera de même du poumon qui, à l'approche du moment où il doit jouer un rôle, déprime le foie, lui prend sa place et établit définitivement la forme de la cavité thoracique et de la cloison diaphragmatique.

Nous ne pensons pas qu'on puisse voir dans ces phénomènes, comme le disait Serres, une prédominance du foie dont l'évolution commanderait aux autres organes. Il nous semble probable qu'il y a un simple rapport d'utilité.

Avant de commencer l'étude de la question qui nous a surtout préoccupé, nous croyons bon d'indiquer sous forme de tableau la comparaison de la dimension et des âges de quelques-uns des embryons que nous avons examinés. Nous avons mis en regard de l'âge les dimensions des cellules hépatiques et de leurs noyaux et celles des globules sanguins.

Dimeusion		Age	Cellules hépatiques		Noyaux		Globules nucléés	
Mouton	$0^{m},008$	Début de 3e semaine			$0^{mm}006.2$	$0^{mm}009$	$0^{mm}004.8$	$0^{mm}006.2$
—	$0^{m},011$	Fin de 3e semaine	$0^{mm}009.4$	$0^{mm}011$	$0^{mm}007$	$0^{mm}008.5$	$0^{mm}009$	$0^{mm}011$
—	$0^{m},014$	» 4e »	$0^{mm}012.5$	$0^{mm}015.5$	$0^{mm}007.2$	$0^{mm}008.8$	$0^{mm}010$	$0^{mm}011$
—	$0^{m},018$	» 5^{e} »	»	»	»	»	$0^{mm}012$	$0^{mm}012.5$
—	$0^{m},024$	» 6^{e} »	»	»	»	»	»	»
—	$0^{m},035$	» 7^{e} »	»	»	»	»	»	»
—	$0^{m},056$	» 9^{e} »	»	»	»	»	»	»
—	$0^{m},066$	» 10^{e} »	»	»	»	»	»	»
—	$0^{m},094$	» 11e »	»	»	»	»		
—	$0^{m},490$	A terme 40e semaine	»	»	»	»		
		Adulte	$0^{mm}015.8$	$0^{mm}021.8$	$0^{mm}007.8$	$0^{mm}009.4$		
Homme	$0^{m},065$	Milieu du 3e mois	$0^{mm}015$	$0^{mm}018$	$0^{mm}007.8$	$0^{mm}008$		

CHAPITRE II

MODE DE FORMATION DE LA CELLULE HÉPATIQUE

Depuis les travaux de Valentin (1) et surtout de Remak (2), il est admis que les cylindres hépatiques ne présentent, à partir d'une époque très voisine de la conception, aucune extrémité libre. L'anastomose en réseau est complète de très bonne heure. Nous avons pu vérifier le fait sur les embryons les plus jeunes qu'il nous a été permis d'examiner. Il faut donc tout d'abord rejeter l'idée de la formation des cellules hépatiques à l'extrémité des cylindres, au moins à partir d'une certaine époque, ces cylindres venant se souder à d'autres, et n'ayant par conséquent, pas d'extrémité libre. Le réseau des cylindres est complètement fermé à partir du sixième jour chez le poulet (Remak, Kolliker).

Où et comment se produisent les cellules hépatiques? Kolliker semble disposé à admettre qu'elles se multiplient par scission.

« Il est évident que les éléments glandulaires du foie, « ou les cellules hépatiques, augmentent considérablement « en nombre pendant la croissance de cet organe. Mais « comment se fait cette multiplication? La réponse est « douteuse ; on peut cependant inférer de la présence fré-

1. Valentin. *Handbuch der Entwickl. des menschen* 1835.
2. Remak. *Unterseich uber die Entwickl. der Wirbelthier* 1850.

« quente des deux noyaux dans les cellules hépatiques « embryonnaires, de jeunes animaux et d'enfants, que les « cellules se multiplient énergiquement pendant la crois- « sance du foie (1).

Toldt et Zukerkandl (2) ont vu chez l'homme, dans les cylindres hépatiques, et en faisant partie intégrante, des cellules sphériques, finement granuleuses, de $0^{mm},010.2$ à $0^{mm},017.2$ possédant un noyau de $0^{mm},007.8$ à $0^{mm},009.4$. Elles se montreraient vers le troisième mois de la vie intra-utérine et disparaîtraient au moment de la naissance. Ces auteurs les considèrent comme des éléments jeunes, destinés à la multiplication cellulaire du foie.

Enfin M. le professeur Robin (3), dans son Anatomie et physiologie cellulaire, admet que les cellules hépatiques, comme les cellules épithéliales s'individualisent par segmentation de la matière amorphe interposée aux noyaux.

Nous avons pensé que l'examen attentif d'un assez grand nombre d'embryons pourrait peut-être nous amener à un résultat sur ce sujet. Les embryons entiers où les foies sur lesquels nous avons pratiqué des coupes ont tous été, sans exception, et pour nous permettre de comparer les résultats, durcis par le liquide de Kleinenberg et plongés après 24 heures dans l'alcool à 70°, ainsi que l'indique M. H. Fol, et enfin, après passage par l'alcool à 90°, colorés en masse au carmin aluné, inclus dans le collodion et les coupes montées dans le baume de Canada au chloroforme.

Le défaut de ce procédé consiste en ce que, pour les em-

1. Kolliker. *Loc. cit.*
2. Toldt et Zukerkandl, *loc. cit.*
3. Robin. *Anat. et physiol. cellulaire.*

bryons un peu gros, la coloration ne se produit pas complétement dans les parties centrales du foie. On peut remédier à cet inconvénient en coupant l'embryon en deux avant de le colorer. Les rapports du foie avec les autres organes sont moins bien conservés, mais la coloration est meilleure.

Sur l'embryon du mouton de 0,008^{mm}, représenté *fig.* 1 une coupe du tissu hépatique examiné à un grossissement faible montrait *fig.* 2 des capillaires sanguins très développés communiquant avec les veines ou sinus veineux de chaque côté. Entre les capillaires on voit le réseau des cylindres hépatiques plus clairs. Ceux-ci arrivent vers la périphérie du foie perpendiculairement à la paroi, et s'incurvent pour aller s'anastomoser un peu plus loin. Mais en beaucoup de points, Toldt et Zukerkandl l'ont signalé pour l'homme, les capillaires sont immédiatement sous jacents à la paroi qu'on voit sous forme d'une ligne foncée. Ces capillaires atteignent en général de 0^{mm},050 à 0^{mm},080 d'épaisseur.

A un grossissement plus considérable (Hartnack, obj. VIII, oc. 3) capillaires et veines se montrent remplis par des globules du sang nucléés ou globules primordiaux (*b*). Les noyaux sont très fortement colorés par le carmin en rouge, ils ont environ 0^{mm},004.8 à 0^{mm},006.2. Ils sont entourés par une zone transparente, non colorée par le carmin, et qui figure un corps cellulaire, cette zone, très peu épaisse, ne peut être mesurée. Les capillaires sont irréguliers, limités par une fine raie foncée que nous n'avons pu mesurer, sur laquelle de loin en loin on aperçoit un noyau (*d*) très net. L'espace le plus court qui sépare un de ces noyaux d'un autre est à peu près de 0^{mm},050. Cette raie foncée nous a paru représenter la juxtaposition des cellules épithéliales des vaisseaux.

Le cylindre hépatique est compris entre deux de ces lignes. Il présente une assez grande régularité. Sa largeur est de $0^{mm},022$ à $0^{mm},025$. Son trajet est un peu sinueux. En certains points il semble que le cylindre se bifurque, dans d'autres il se jette à angle droit dans un autre cylindre. Arrivés à la périphérie les cylindres s'appliquent sous la couche péritonéale qui se voit très nette en *c*, doublée d'une couche de tissu cellulaire peu épaisse.

Mais, ainsi que nous l'avons dit plus haut, en beaucoup d'endroits on rencontre des cavités remplies de sang sous le péritoine. Par conséquent les cylindres hépatiques ne forment pas une couche continue à la périphérie de l'organe.

Ce qui frappe tout d'abord en regardant les cylindres, ce sont les éléments (*a*) qui les constituent en partie. Ces éléments sont colorés par le carmin en violet, la teinte est moins foncée et moins rouge que celle des noyaux des globules du sang. Leur forme est ovale, longueur $0^{mm},009.4$, largeur $0^{mm},006.2$. Au milieu se trouvent des granulations foncées et quelquefois un corps très petit et très brillant. Ils sont rangés assez régulièrement, formant une série de chaque côté du cylindre, leur grand axe dirigé dans le sens de l'axe du cylindre ; leurs extrémités se touchent presque, ils sont séparés du revêtement épithélial des vaisseaux par une distance qui ne dépasse pas $0^{mm},002$. Mais au milieu du cylindre un espace qui peut atteindre $0^{mm},004$, les sépare.

La nature de ces éléments, étant données leur apparence et leur réaction, nous semble être celle d'un noyau, d'autant plus que le point brillant qu'on voit dans l'intérieur de quelques-uns ne peut être qu'un nucléole.

Autour de ces noyaux, le reste du cylindre est rempli par une substance fondamentale, claire, amorphe, formant une masse unique dans laquelle on voit quelques granulations et quelques stries dirigées dans le sens de la longueur. Au voisinage du péritoine, la disposition des noyaux est moins régulière et la distance qui les sépare fort petite, de telle sorte qu'on distingue à peine la substance claire située entre eux.

Sur deux embryons un peu plus gros, $0^{m},011$, l'apparence à un grossissement faible est un peu différente. Les cylindres hépatiques sont un peu plus gros $0^{mm},025$ à $0^{mm},028$ et les capillaires plus petits $0^{mm},028$ à $0^{mm},035$. Il en résulte un aspect de réseau plus serré.

Avec un grossissement fort, on retrouve à la périphérie les noyaux étudiés précédemment aussi bien dans la couche sous-péritonéale que dans les cylindres qui y aboutissent; mais dans la profondeur on peut voir des cellules hépatiques de $0^{mm},009,5$ à $0^{mm},011$, ayant l'apparence de celles de l'adulte.

Les coupes horizontales et verticales nous ont donné les mêmes résultats; deux embryons de $0^{m},012$ également, mais sur l'embryon de $0^{m},014$ représenté figure 4, les coupes beaucoup plus nettes nous ont montré les faits suivants.

Ainsi qu'on peut le voir sur la coupe représentée fig. 5, les capillaires sont beaucoup plus petits que dans les pièces précédentes; ils n'ont plus guère que $0^{mm},022$ à $0^{mm},025$ dans la plupart des points. Les cylindres hépatiques ont de $0^{mm},030$ à $0^{mm},035$ de largeur. La disposition respective des capillaires et des cylindres est encore assez irrégulière sur les parties latérales et du côté ventral, mais vers la face dorsale on peut voir que les capillaires se sont rangés en arcades, laissant entre elles et le péritoine un espace dans lequel on rencontre deux ou même trois couches de cellules hépatiques. Celles-ci vues avec l'objectif 8 (Hartnack) se montrent avec les caractères des cellules adultes si ce n'est que leur dimension est moindre $0^{mm},012,5$ sur $0^{mm},015,5$ avec un noyau de $0^{mm},009$ sur $0^{mm},007,8$ et qu'elles ne contiennent que peu de pigment et pas de graisse. Les noyaux de ces cellules sont distants de $0^{mm},006$ à $0^{mm},008$. Le corps cellulaire est clair, contient quelques granulations et les limites des cellules sont nettement définies.

Les cylindres sont bien séparés des capillaires par l'épithélium nucléé que nous avons rencontré dans notre premier embryon, Mais nous n'avons pas encore ici pu mesurer l'épaisseur de ces cellules.

Les capillaires contiennent des globules nucléés, plus volumineux que précédemment ; le noyau a toujours à peu près de $0^{mm},005$ à $0^{mm},006$, mais le corps cellulaire a considérablement augmenté, il atteint maintenant $0^{mm},010$ ou $0^{mm},011$.

Ces globules beaucoup plus gros que ceux non nucléés qui les remplaceront plus tard sont connus depuis Hewson. Leur corps cellulaire est complètement transparent et non coloré par le carmin. Si nous passons maintenant au

1. Hewson. *Opus posthumum*, 1782.

côté ventral du foie, nous pourrons voir que les cylindres deviennent très irrégulièrement disposés, les capillaires sanguins se rencontrent en certains points sous la couche péritonéale, surtout au voisinage du diaphragme. Les cylindres arrivent au voisinage de cette couche et là s'étalent sous le revêtement de tissu cellulaire contenant des noyaux fibro-plastiques (fig. 6). Les cylindres qui aboutissent au péritoine, sont formés de cellules hépatiques ayant la structure que j'ai indiquée il y a un instant. Mais dans la couche attenante au tissu cellulaire l'apparence est changée.

On remarque une substance amorphe, contenant des granulations peu nombreuses, qui se distingue difficilement du tissu cellulaire voisin, mais au lieu des quelques noyaux fibro-plastiques qu'on rencontre dans celle-ci, on y voit des noyaux plus volumineux colorés par le carmin, granuleux, assez rapprochés les uns des autres (*a. fig.* 6) de $0^{mm},007$ à $0^{mm},008$. Si, nous éloignant de la couche de tissu cellulaire sous-péritonéal, nous nous approchons du cylindre hépatique, où les cellules existent bien nettement délimitées et où les noyaux sont écartés d'environ $0^{mm},005$ à $0^{mm},006$, nous verrons que dans l'espace situé entre ces cellules et les noyaux cités précédemment on rencontre d'autres noyaux de même dimension un peu plus arrondis, ayant les mêmes caractères que les autres et que ceux du foie, mais un peu écartés les uns des autres. Entre ces noyaux, dans la substance fondamentale, on commence à apercevoir, suivant certains plans, des lignes qui réfractent différemment la lumière et qui passent à peu près à égale distance des noyaux. Elles indiquent qu'une modification se produit dans la substance fondamentale.

Nous avons encore vu ces mêmes faits sur des embryons de mouton de $0^{mm},018$, de $0^{mm},024$, de $0^{mm},038$, de $0,^{mm}053$. Dans tous ces embryons, c'est du côté de la face ventrale, sur les côtés et vers le diaphragme que l'on voit nettement des noyaux plus ou moins serrés les uns contre les autres dans une substance fondamentale amorphe. Dans tous ces embryons, on rencontre dans les vaisseaux quelques globules sanguin non nucléés, d'environ $0^{mm},007.8$.

Mais les choses se voient encore mieux dans le foie d'un embryon humain de $0^{m},065$ que nous avons examiné au moyen des mêmes réactifs, afin de comparer avec les foies de mouton d'un degré de développement à peu près correspondant. Sur la coupe de foie représenté fig. 7, on peut voir des capillaires sanguins limités par la fine ligne foncée que nous avons toujours rencontrée chez le mouton. Les noyaux des cellules épithéliales des vaisseaux semblent ici plus éloignés les uns des autres et plus allongés.

Les globules sanguins sont des globules nucléés (*b*).

Les cellules de l'épithélium péritonéal sont très minces et leurs noyaux (*c*) sont très visibles. Au dessous, se trouve la couche de tissu cellulaire qui doit devenir la capsule de Glisson contenant des noyaux et des cellules fibro-plastiques (*f*). Il y a ici une démarcation bien nette entre le tissu cellulaire et la substance fondamentale sous-jacente. Cette substance fondamentale, finement granuleuse, est à peine colorée par le carmin. Les noyaux qui s'y trouvent en très grande quantité ont de $0^{mm},007.8$ à $0^{mm},008.2$; ils ressemblent absolument à ceux que nous avons déjà décrits chez le mouton. Ils sont plus écartés les uns des autres, et le sont d'autant plus qu'on s'éloigne davantage du péritoine pour aller vers les cylindres qui semblent venir se perdre dans la couche de substance fondamentale. Les cylindres sont constitués par des cellules à contour arrêté, de 0^{mm},015.6 sur 0^{mm},018.8 environ, placées sur deux rangs dans presque toute l'étendue. Mais aux points de réunion des cylindres et de la couche de substance fondamentale amorphe, on voit avec la plus grande netteté les noyaux écartés de 0^{mm},004, entre quelques uns desquels se distingue une ligne foncée.

Tels sont les faits que nous avons observés. Reprenant maintenant les diverses théories indiquées au sujet de la formation des cellules hépatiques, nous allons chercher à nous rendre compte si les faits concordent avec l'une d'elles.

Dans toutes nos préparations, nous avons cherché avec soin si nous pouvions apercevoir un noyau en train de se diviser, nous devons avouer qu'il ne nous a jamais été possible d'en trouver, quoique le liquide de Kleinenberg, dont nous nous sommes servi soit regardé comme le meilleur pour ce genre de recherche.

Il est vrai que nous avons souvent rencontré chez des embryons de plus de 0^{m},014 des cellules à deux noyaux ; mais ces deux noyaux présentaient les mêmes dimensions que les autres c'est-à-dire de 0^{mm},007.8. à 0^{mm},009.2. Jamais nous n'en avons rencontré, excepté chez l'adulte, dépassant cette dernière dimension. Jamais non plus, nous n'en avons vu de très allongés ou de rétrécis vers le milieu. Nous n'avons pas vu davantage de cellules étranglées telles que celles décrites par Kolliker (1), dans la multiplication par

1. Kolliker. *Traité d'histologie humaine.*

simple scission. Quant aux cellules sphériques, finement granuleuses, transparentes, de Toldt et Zukerkandl (*Loc. cit.*), c'est en vain que nous les avons cherchées dans notre embryon humain du troisième mois et dans tous nos embryons de mouton.

Plusieurs fois nous avons pensé les avoir rencontrées, mais un examen attentif nous a toujours permis de retrouver autour des cellules que nous voyons, la fine ligne foncée et pourvue de noyaux qui indique l'existence d'un vaisseau capillaire, ces cellules devenaient donc pour nous des globules sanguins nucléés un peu plus gros que les autres. Du reste, si l'on se reporte à la figure 10 du travail de Toldt et Zukerkandl (*loc. cit.*), qui a trait à un embryon humain de cinq mois, il est difficile de voir, dans les cellules qu'ils ont représentées comme une seconde espèce de cellules du foie, autre chose que des globules nucléés. Cependant n'ayant pas fait porter nos recherches sur des embryons de l'âge indiqué par ces auteurs, nous voulons être très circonspect dans nos argumentations.

Mais nous avons pour nous l'opinion de Kolliker qui, dans son *Traité d'embryologie*, paru après le travail de Toldt et Zukerkandl, affirme n'avoir jamais rencontré de cellules de cette nature chez le lapin et le poulet.

Il reste maintenant à rechercher si la théorie sur la formation cellulaire des épithéliums, exposée par M. Robin, peut s'appliquer à la cellule hépatique dans les périodes auxquelles nous l'avons étudiée.

D'après M. Robin (*loc. cit.*), dans l'épithélium il y a production de noyaux dans une substance amorphe, puis au contact de ces noyaux, la substance fondamentale augmente, c'est elle qui formera le corps cellulaire après segmentation.

Dans son Anatomie et physiologie cellulaire (p. 211), M. Robin parlant des épithéliomas dit que la matière des papilles de production morbide et la couche qui les supporte, sont formés d'une matière homogène, fine, granuleuse, assez transparente, nettement limitée à la surface des papilles. Dans son épaisseur, cette matière est parsemée de noyaux plus ou moins gros, « il est des points où l'on « trouve ces noyaux contigus les uns aux autres, mais géné- « ralement ils sont écartés d'une manière à peu près égale « par cette matière amorphe, d'aspect uniforme et fine- « ment granuleuse qui, en même temps, les retient unis « les uns aux autres » — Puis, plus loin, après avoir dit que l'on peut suivre de la périphérie vers la profondeur la production des plans de division de la substance homogène entre les noyaux, M. Robin ajoute « dans les points où « deux et même trois ou quatre noyaux sont plus rappro- « chés qu'ailleurs, assez souvent il ne se forme pas de « sillon entre chacun d'eux, mais seulement autour d'eux « tous comme centre. Il en résulte alors des cellules ayant « deux ou plusieurs noyaux, généralement plus grandes « que les autres. »

Ces cellules épithéliales à plusieurs noyaux se trouvent normalement dans les bassinets, le foie, le pancréas.

Il nous est difficile après la lecture des pages que nous venons de citer de ne pas faire rentrer complétement les faits que nous avons observés dans la théorie de M. Robin.

La substance fondamentale que nous avons rencontrée chez un de nos plus jeunes embryons de mouton, dans tout le réseau (*fig.* 3) ; à la périphérie de l'organe seulement chez les embryons plus âgés (*fig.* 6), se rapporte certainement à la description de la matière finement granuleuse, transparente, amorphe, dont parle M. Robin à propos des épithéliomas.

Les éléments que nous avons décrits comme des noyaux dans le réseau du cylindre de l'embryon, de $0^{m},008$ ne sont pas des cellules. Ils répondent bien à la description générale des noyaux des cellules hépatiques. On ne voit pas de noyau dans leur intérieur, et cependant le carmin fait toujours apparaître les noyaux dans les cellules hépatiques, or, cette pièce a été traitée exactement comme les autres. Ces éléments ont la coloration des noyaux des cellules bien formées. On voit un nucléole, rarement il est vrai, mais on en voit un dans quelques-uns d'entre eux. Enfin la dimension de ces éléments allongés se rapporte assez bien à la dimension des noyaux plus arrondis que l'on trouve dans la cellule hépatique. On rencontre, du reste tous les passages entre la forme ovoïde du début et la forme sphérique qui se montre plus tard.

La dimension de ces noyaux ne varie presque pas, car chez le mouton adulte nous avons trouvé à fort peu près le même chiffre, de $0^{mm},007.8$ à $0^{m},009.4$ pour un corps cellulaire de $0^{mm},016$ sur $0^{mm},020$ ou $0^{mm},022$.

En suivant l'écartement progressif de ces noyaux dans les embryons de différents âges et en allant de la périphérie vers la partie centrale, on les voit très rapprochés les uns des autres d'abord dans presque tout le réseau hépatique, puis on ne les trouve serrés que dans la couche péritonéale tandis qu'ils s'écartent peu à peu, ainsi que l'indiquent les mensurations données plus haut, et qu'ils atteignent leur maximum d'écartement à une petite distance de cette couche. Dans le point moyen, alors qu'ils sont écartés d'environ $0^{mm},002$ à $0^{mm},003$ chez le mouton, d'une distance un peu plus grande chez l'homme, la substance fondamentale commence à montrer ces lignes plus claires ou plus foncées, suivent la façon dont on éclaire la préparation, lignes qui indiquent la formation de ce que M. Robin a si bien décrit sous le nom de plans de segmentation.

Lorsque ces plans se sont réunis à angles plus ou moins obtus, on a la cellule hépatique.

Avant d'aller plus loin nous voulons donner la traduction du passage suivant pris dans le travail de Toldt et Zukerkandl (*Loc cit.*).

« Dans le foie embryonnaire, il se trouve souvent une « couche de vaisseaux capillaires immédiatement sous la « capsule du foie, dans les mailles serrées de laquelle « aucun élément glandulaire ne se fait voir sur une grande « étendue ; ils sont en partie traversés par des ramifica- « tions de l'artère hépatique mais en partie remplis par « *une substance homogène incolore et paraissant transpa- « rente, dans laquelle un noyau oblong est cantonné.* En « d'autres points cependant les cellules du foie s'étendent « jusqu'auprès du tissu conjonctif de la capsule. »

Nous avons vu et décrit également la couche de vaisseaux capillaires situés sous la capsule, les cellules du foie s'étendant jusqu'à cette capsule en certains points (partie postérieure et inférieure). Et enfin il reste cette substance homogène incolore et paraissant transparente qui nous rappelle, au moins en tant que description, la substance fondamentale qui nous a déjà occupé. Quant au noyau oblong, si sa dimension était indiquée, peut-être pourrions-nous y voir le noyau de la future cellule hépatique.

La façon dont se forment les noyaux est beaucoup plus obscure ; nous n'avons rien vu qui puisse nous la faire soupçonner. Ce qu'il y a de constant, c'est que, généralisée vers la troisième semaine à toute la substance du foie, elle ne tarde pas à se localiser à la portion de substance fondamentale, immédiatement sous-jacente à la capsule de Glisson.

Nous croyons répondre en partie à cette question posée par Kolliker dans son Traité d'embryologie (p. 933 *loc. cit.*).
« « Il serait utile de chercher si, dans les processus de dé-
« veloppement, certains départements du foie sont favorisés
« par rapport aux autres ; il faudrait en tous cas examiner
« dans ce sens les parties superficielles de l'organe, car il
« semble dès l'abord vraisemblable que là les phénomènes
« de développement soient plus actifs qu'à l'intérieur. »

Telle est aussi notre opinion. C'est immédiatement sous la capsule que se produisent les nouvelles cellules du foie. Et cette production est plus active sinon localisée dans les portions sous-diaphragmatique, ventrale et latérale du foie.

Et, ainsi que nous l'avons exprimé au début de ce travail, la raison de ce fait semble facile à donner, les organes génito-urinaire et le tube digestif se développent en arrière et bas, la colonne vertébrale forme de plus un plan résistant, le foie, qui dès le début a empiété sur ces parties doit forcément les abandonner.

Suivant M. Robin, le foie est constitué en réalité par

deux glandes, l'une biliaire, qu'on peut comparer au pancréas, l'autre glycogénique, vasculaire sanguine, qu'on peut comparer à la rate. Il y aurait d'un côté, à gauche, séparation de ces deux glandes, à droite au contraire, réunion et enchevêtrement de leurs tissus.

Pour lui, l'organe biliaire serait formé exclusivement par les conduits biliaires et les acini qui leur sont annexés (1) (2). Les conduits biliaires ne se terminent pas vers la périphérie du lobule, comme on le croyait il y a encore quelques années, ils pénètrent profondément dans l'intérieur de ce lobule. Legros (3) a fait connaître en 1874 la structure des canalicules biliaires, intralobulaires et y a démontré la présence d'un épithélium pavimenteux. L'ensemble de ces conduits formerait une glande réticulée.

Nous nous contentons de signaler ces faits n'ayant pas pu étudier ce sujet si intéressant. — Les injections fines sur les embryons jeunes sont d'une extrême difficulté, et chez ceux qui sont plus âgés, le foie est en général plus ou moins brisé, la moindre pression extérieure amenant des déchirures. Il est à peu près impossible de retirer un foie d'embryon de mouton de la cavité abdominale sans le déchirer en quelque point.

1. Dict. Littré-Robin, *art. Foie.*

2. Liégeois. Art. BILE. *Dict. encycl.*

3. Legros. — *Journal de l'Anat.* 1874.

CHAPITRE III

FOIE EMBRYONNAIRE CONSIDÉRÉ AU POINT DE VUE PHYSIOLOGIQUE

Une question qui se pose maintenant est celle de savoir quel est le rôle du foie pendant la période embryonnaire. Laissant de côté l'hypothèse de Broussais, cité par Wertheimer, hypothèse d'après laquelle le foie serait chargé d'accélérer le cours du sang, nous passons immédiatement à l'opinion des auteurs qui regardent cet organe comme destiné à former les globules primordiaux chez l'embryon.

Tout d'abord Reichert (1) émet cette idée simplement parce qu'il y a, dit-il, à cette époque prolifération active des cellules hépatiques. Fahrner (2) croit également que le foie forme des globules sanguins ; ayant piqué des foies d'embryon et ayant recueilli le sang qui s'écoulait, il y trouva des globules ayant le caractère des cellules hépatiques. Mais Reichert (3) fait remarquer que le foie très mou à ce moment, peut bien laisser quelques cellules hépatiques s'échapper avec le sang.

Enfin Kolliker (4) voit que le foie est le siège d'une formation active de globules, différents dès l'origine des cellu-

1. Reichert. *Das Entwicklungsleben im Wirbelkthierreic*, 1880.
2. Fahrmer. *Diss. inaug. Zurici* 1845.
3. Reichert. *Mullers archiv*. 1846.
4. Kolliker. *Zeitschs. j. rat. medicin*. 1846.

les hépatiques, et il ajoute que les globules se forment dans le foie à cette époque parce que le sang qui s'est chargé dans le vitellus ou dans le placenta des matériaux nutritifs, se répand à cette époque dans le foie avant d'arriver au cœur.

C. Vogt (1) a vu la même chose chez les poissons.

Weber (2) qui croit aussi à la formation de nouveaux globules dans le foie, attribue à cette formation une cause différente de celle qu'invoque Kolliker. Chez le poulet, le foie prend une coloration jaune à mesure que le vitellus se résorbe, cette coloration est due aux cellules du jaune emportées par les veines vitellines, déposées dans les petits canaux biliaires. De là ces cellules seraient, soit absorbées par les cellules hépatiques pour être transformées en globules, soit transformées sur place en globules pour passer ensuite à travers les parois des vaisseaux.

Nous nous contentons de citer au point de vue historique l'opinion de ces différents auteurs.

Un autre point important de l'histoire du foie de l'embryon est celle qui concerne le développement de la fonction glycogénique dans cet organe.

Il ne faut pas remonter bien loin pour entendre parler pour la première fois de la question. C'est en 1848 que Cl. Bernard, dans une note remise à l'Académie des Sciences en commun avec Barreswil, affirmait qu'à l'état normal le sucre ne se trouvait dans aucun autre organe que dans le foie (3). En 1850 il constatait la présence du

1. C. Vogt. *Embryogénie des Salmones*, 1842.
2. Weker. *Und Kolliker Zeitschs. f. rat. medicin.* 1846.
3. Cl. Bernard. *C. R. Ac. Sc.*, 1848.

sucre dans les urines du fœtus et dans les liquides amniotiques et allantoïdien (1). Ses observations avaient porté sur des embryons et fœtus de vache et de brebis.

En 1853, dans sa thèse de doctorat ès sciences (2), Cl. Bernard, p. 79, parlant de la production du sucre dans le foie chez les animaux vertébrés, suivant l'âge, le sexe, etc. dit simplement ceci : « Il semble que cette fonction glycogénique commence pour l'homme vers le 5e ou 6e mois de la vie intra-utérine.

Peu après, il découvre la matière glycogène, dont il indique le procédé d'extraction, qui est celui dont on se sert depuis cette époque (3).

Puis en 1859 Cl. Bernard remarque que les plaques amniotiques qui se rencontrent bien développées sur le cordon ombilical des ruminants contiennent de la matière glycogène à l'état de granulations (4), et considère ces plaques comme un nouvel organe hépatique transitoire.

M. le professeur Rouget, la même année (5), démontre que bien avant l'apparition, chez l'embryon de mouton, de ces plaques, qui, du reste, sont formées de cellules cornées, les muscles, les cartilages et certains épithéliums possèdent déjà de la matière glycogène ; et se plaçant alors à un point de vue plus général, il dit : « La présence de substance « amyloïde (glycogène) comme partie constituante des élé- « ments des tissus normaux n'est plus limitée à un seul

1. Cl. Bernard. *Mém. Soc. Biol.*, 1850.
2. Cl. Bernard. th. 1853
3. Cl. Bernard. *Mém. soc. Biol.* 1857
4. « *C. R.. Ac sc.* 1859
5. Rouget. *Journ. de la physiol.*

« ordre d'animaux (tunicien) ni à un organe chez les vertébrés (foie), mais est commun aux éléments de beaucoup d'organes, tantôt seulement pendant certaines périodes de leur développement, tantôt pendant toute la vie. Le sucre dérive de la désassimilation des substances amyloïdes des tissus, comme l'urée de celle des substances protéiques. »

Puis il compare la matière glycogène (zoamyline) des animaux à l'amidon amorphe (inuline) des végétaux ; car suivant lui, ce n'est pas à l'état granuleux, mais à l'état de plasma homogène que se rencontre le glycogène.

Ce plasma amylacé ou zoamyline est contenu dans les éléments d'un grand nombre de tissus de l'embryon, dans les cellules de certains épithéliums (utérus, vagin, langue, conjonctive), dans les cellules du cartilage. La présence de la matière glycogène était déjà démontrée dans les muscles et le poumon.

Cl. Bernard (1) considère la matière glycogène comme indispensable au développement de certains tissus du fœtus, mais il n'admet pas que cette matière, incorporée chez la mère à des éléments figurés solides puisse passer ainsi dans le fœtus. Il établit que la production glycogénique est diffuse dans le fœtus avant d'être localisée, ou qu'elle existe dans des organes embryonnaires transitoires.

Mac Donnel (2), en 1863, traite des relations de la substance amylacée avec le développement de quelques tissus du fœtus. Selon lui, certains tissus azotés provien-

1. Cl. Bernard. C. r. Ac. sc., 1859.

2. Mac Donnel. *Journ. de la physiol.*, 1863.

nent d'un plasma amylacé, lequel, après une période spéciale de développement, diminue au fur et à mesure que ces tissus s'approchent de la maturité. Il donne un tableau des quantités de substance amylacée contenues dans quelques tissus embryonnaires.

Schiff (1) trouve comme Rouget que la substance à laquelle ressemble le plus la matière glycogène est l'inuline et lui donne le nom d'inuline hépatique, tandis que Pavy peu de temps avant l'avait nommé hépatine. Enfin Cl. Bernard, en 1852 (2) revient sur le sujet de la glycogénie du fœtus, où pour lui la fonction glycogénique est diffuse au début. Il insiste sur l'importance des plaques amniotiques. Puis il dit que la matière glycogène est très répandue dans divers tissus en voie de formation ; muscles, beaucoup d'épithéliums, etc., et qu'elle apparaît dans le foie vers le milieu à peu près de la gestation. Puis il ajoute sous forme de résumé. « La glycogénie pendant la vie « fœtale n'est donc plus une fonction d'un appareil, d'un « organe déterminé, elle est diffuse, c'est une manifestation « fonctionnelle, c'est une propriété générale, en quelque « sorte une propriété de tissu. »

Nous ne venons naturellement pas donner notre avis dans une question où se trouvent mêlés des noms tels que ceux de Cl. Bernard et de M. Rouget, mais nous croyons qu'il nous est permis d'apporter les résultats de quelques analyses de matières glycogène chez l'embryon, le fœtus et le nouveau-né, faites soit par les procédés chimiques, soit par l'examen microscopique.

1. Schiff. *Journ. de l'anat.* 1866.

2. Cl. Bernard. *Rev. scient.*

Pour l'étude chimique de la matière glycogène, nous avons suivi le procédé de Cl. Bernard que M. Gréhant a eu l'extrême obligeance de nous indiquer avec une grande exactitude.

Après avoir coupé les organes à examiner en tranches minces, et les avoir traités par l'eau bouillante, on les triture avec du noir animal jusqu'à ce qu'on ait une bouillie claire, puis on fait bouillir de nouveau pendant quelques instants, on filtre sur un linge de lin que l'on comprime fortement. Le liquide qui sort par les mailles de la toile présente une teinte opalescente spéciale s'il contient de la matière glycogène. — Quelques gouttes d'une solution aqueuse d'iode iodurée colore ce liquide plus ou moins suivant la quantité de matière dissoute. Enfin en mélangeant ce liquide à dix fois son volume d'alcool à 90°, on obtient un dépôt blanc qui est la matière glycogène. Celle-ci peut être recueillie sur un filtre, séchée et transformée en sucre. Cette dernière opération confirme la nature de la substance déposée.

Des analyses quantitatives exactes nous auraient demandé un temps dont nous ne pouvions disposer. Aussi nous sommes-nous attaché, dans les analyses qualitatives à prendre toujours dans un même embryon des poids égaux des diverses substances à analyser, à les traiter par des quantités d'eau et de noir animal proportionnelles au poids de la substance et à chauffer pendant des temps égaux dans une même série d'opérations.

Les quantités de liquide recueillis dans un vase gradué étaient toujours à peu de chose près les mêmes. En mettant toujours une même quantité de la même solution iodée dans un volume donné du liquide à analyser et en comparant chaque fois avec la coloration produite par l'eau iodée dans de l'eau distillée, il était à peu près impossible de ne pas déceler des proportions mêmes très faibles de matière glycogène, et les différences de coloration variant suivant les tissus examinés permettaient d'apprécier approximativement les quantités de glycogène dissous.

Pour les analyses au microscope, nous avons suivi le procédé indiqué par M. Rouget.

Après avoir dissocié les éléments on les traite par une solution très faible d'eau iodée iodurée qui colore très rapidement les cellules en rose ; on voit quelquefois, ainsi qu'à bien voulu nous l'indiquer ce savant professeur, lorsque les cellules contiennent beaucoup de matière amyloïde, la coloration rose s'étendre en dehors des cellules dans le liquide ambiant. Les cellules prennent quelquefois une coloration brune assez intense ; il importe de s'habituer à reconnaître les teintes rose ou brune de la coloration jaune prise par quelques éléments au contact de l'iode.

Le plus petit des embryons de mouton que nous avons examiné au point de vue de la présence de la matière glycogénique avait $0^m,035$ il était par conséquent âgé d'environ 7 semaines. Le plus gros était long de 0^m40, il était presque à terme. Il n'est guère possible de s'en procurer de plus âgés. Quelques embryons de porc de $0^m,092$ à $0^m,260$ nous ont également servi, mais pour l'étude des animaux nouveaux nés ou des jeunes animaux, il nous a fallu abandonner mouton et porc et nous rejeter sur le chat et le chien. Les conditions devaient cependant peu changer, n'ayant pris ces animaux que pendant la période de lactation.

Il était inutile de pousser cette étude chez des animaux plus âgés, la question semblant être résolue depuis les expériences de Boulay, Longet et Poggiale au sujet du rapport de Sanson qui avait extrait de la matière glycogène du poumon ; des reins, de la rate, du sang et des muscles des herbivores adultes. Les trois savants, chargés de vérifier le fait, conclurent que chez le chien nourri de viande, la matière glycogène ne se rencontre que dans le foie ; que chez les herbivores, elle est fort abondante dans le foie et qu'elle ne se rencontre dans les autres tissus que quand l'animal s'est nourri abondamment de substances riches en principes amylacés.

Chez les embryons jeunes, de la dixième à la onzième semaine l'analyse chimique indique la présence de matière glycogène dans le foie, mais en petite proportion, si on la compare à celle du poumon, des muscles et de l'intestin.

La différence des proportions reste assez marquée quoique diminuant jusqu'à la fin de la vie fœtale. Vers cette époque, le foie prend le dessus, au point de vue de la quantité ; à poids égaux du tissu examiné, la réaction du liquide provenant du foie est plus intense que celle du liquide provenant des autres organes.

Chez de jeunes chiens de 8 jours et de 18 jours la matité glycogène se trouvait en grande proportion dans le foie mais on en trouvait encore une quantité notable dans les poumons et les muscles.

1. Sanson. — *J. de phys. de B.* 1858.
2. B. L. P. — *J. de phys. de Br. Sequ.* 1858.
3. Chrétien. Art. *Foie. Dict. encycl.*

Par l'examen microscopique on peut s'assurer de la présence de matière glycogène dans des organes où on ne pourrait que difficilement la reconnaître par les procédés de recherche chimiques qui demandent une quantité relatimant grande de substances à analyser, mais les deux moyens doivent être employés parallèlement, car il arrive quelquefois, M. Rouget l'a noté (1), que la réaction passe inaperçue au microscope, alors que l'analyse chimique révèle sa présence. Sur le plus jeune de nos embryons de mouton, 7e semaine, nous avons pu constater la présence de la zoamiline, dans les cartilages d'ossification, dont les cellules se colorent très fortement, mais en général d'un côté seulement, dans les muscles, dans les poumons, où la coloration du lobule est très intense et enfin dans le foie. Les autres parties ne donnaient que peu ou pas de réaction.

Sur un embryon plus âgé 0m056 (9e semaine), toutes les parties colorées chez le précédent se coloraient encore, mais en outre les cellules épithéliales de l'intestin, les cellules de l'épiderme. L'amnios ne contenait pas encore de plaques.

Chez un fœtus de 0m090, dimension qui répond environ au commencement de la 11e semaine, les cotylédons et les plaques blanches du chorion ne nous ont rien donné, tandis que les plaques de l'amnios devenaient rapidement brunes, et les cellules examinées attentivement passaient très vite du rose au brun ; le noyau restait incolore.

On voyait exactement le même phénomène se produire dans les grandes cellules de la couche de Malpighi, qui

1. Rouget — (*loc. cit.*).

ressemblent beaucoup aux cellules des plaques amniotiques. Poumons et muscles étaient colorés comme dans les cas précédents.

Les cellules de l'épithélium intestinal étaient colorées en brun. Il faut noter en passant que l'iode est un excellent réactif pour décéler la présence des cils vibratiles de ces cellules à cette époque.

Les cellules hépatiques par contre étaient à peine colorées et même la teinte semblait plutôt jaune que rose.

Les cerveaux des fœtus de cet âge ou plus âgés, avaient toujours fourni de la matière glycogène, par le procédé chimique, en quantité très appréciable. Le fait semblait en désaccord avec les idées admises. Nous avons alors cherché avec soin d'où pouvait provenir cette substance. Ni les membranes externes du cerveau, ni la substance cérébrale elle-même ne donnaient la réaction caractéristique par l'iode. Mais la toile choroïdienne ayant été retirée et étalée, nous avons pu voir ses franges se colorer avec la plus grande netteté. Les cellules qui la bordent, prennent une teinte intense.

Un fœtus de $0^{mm},095$ nous a fourni les mêmes résultats que le précédent avec cette différence que les cellules de l'intestin ne se coloraient que difficilement par l'iode.

Cet intestin était faiblement teinté en vert, ce qui indiquait la présence de la bile. Dans le fœtus précédent, l'intestin n'était pas teinté, cette remarque tendrait à prouver que la bile fait son apparition dans le tube digestif chez le mouton vers la onzième semaine.

Sur les fœtus plus âgés, de mouton et de porc, ou chez les jeunes animaux que nous avons étudiés ensuite, jamais aucune coloration rose ou brune de l'épithélium intestinal ne s'est produite, quoique la présence de matière glycogène fût incontestable, puisqu'il était possible de la recueillir par le procédé chimique ordinaire, nous avons supposé que la présence de la bile pouvait cacher la réaction de la matière glycogène d'autant plus que M. Robin (1) a déjà signalé son action sur certaines cellules « si l'on met « la bile au contact des cellules glycogènes épithéliales, « elles ne sont pas dissoutes, comme on l'a dit ; elles pa- « raissent d'abord plus pâles, plus transparentes dans la « bile fraîche ; mais au bout de quelques heures d'action « tinctoriale de la bile, elles redeviennent foncées, très faciles « à apercevoir à l'aide de la lumière transmise sous le mi- « croscope. »

Ayant alors placé des cellules de la couche de Malpighi, des fibres musculaires, etc., dans la bile tirée de la vésicule biliaire d'un fœtus, nous avons toujours constaté que, au bout de peu de peu de temps, une demi heure à une heure, l'eau iodée ne donnait plus aucune coloration à ces cellules. Peut-être y a-t-il là une simple dissolution.

Sur les fœtus de porc presque toutes les productions épidermiques prennent une coloration très intense sous l'action de l'eau iodée. Cependant c'est en vain que nous avons cherché à colorer la couche externe de la cornée et le cristallin.

Chez un jeune chat nouveau-né de douze heures, tous les organes présentaient la même réaction que précédemment sauf dans l'épiderme et les ongles, les épithéliums

1. Robin. *Leçons sur les humeurs*. 1874.

des fosses nasales, de l'œsophage, de la vessie, prenaient une triste rose ou brune très nette. Les cellules du cartilage se coloraient bien.

Chez un petit chien de quarante-huit heures, ces mêmes cellules du cartilage étaient à peine teintées. Le poumon se colorait à peine. Tandis que les muscles se coloraient toujours d'une façon intense.

Nous n'avons plus eu l'occasion depuis d'examiner au microscope la réaction de la matière glycogène chez de jeunes animaux de plusieurs semaines, mais ce qui est noté pour les chiens de huit et dix jours semble prouver que la matière glycogène persiste plus longtemps qu'on ne le pense habituellement. Il aurait fallu voir si cette substance disparaissait avant ou après la fin de la période de lactation.

Nous regrettons de n'avoir pu suivre les jeunes animaux jusqu'à la fin de cette période, mais il faudrait pour cela une surveillance continuelle, que nous ne pouvions exercer.

Il nous resterait maintenant à étudier la question du mode et du moment d'apparition de la bile. Suivant Cl. Bernard, le foie travaille de très bonne heure. Nous ne pensons pas qu'on puisse appliquer à cet organe cette phrase de Bichat (1) « Les glandes du fœtus sont comme est le « cerveau à cet âge, quoique très développées elles restent « incertaines ; elles sont dans l'attente de l'acte. »

M. Robin (2) admet que c'est vers le troisième mois de la vie fœtale que le méconium commence à être teinté par la bile chez l'homme.

1. Bichat. *Anat. générale.*
2. Robin, art. *méconium Dict. encyol,*

Cl. Bernard (1) dit simplement que le foie fabrique la bile très probablement avant de fonctionner glycogéniquement.

Chez les moutons que nous avons examinés c'était vers la onzième semaine que l'intestin se teintait en vert. Cette période doit correspondre à peu près comme développement, à la fois du troisième mois chez l'homme.

1. Cl. Bernard. *Journ. de physiol.* 1859.

CONCLUSIONS.

1° Les faits que nous avons signalés nous font penser que la division nucléaire n'existe pas pour les cellules hépatiques du mouton, du moins entre la troisième semaine et la naissance.

2° La cellule hépatique s'individualise entre la troisième semaine et la onzième comme les épithéliums par segmentation internucléaire.

3° La segmentation commence vers la fin de la troisième semaine. Elle se montre d'abord dans les parties centrales et s'étend rapidement jusqu'à la périphérie. La production des noyaux et la segmentation se continuent surtout dans les parties antérieures latérales et supérieures du foie, tandis que les parties postérieures et inférieures semblent ne pas présenter ce phénomène.

4° Ces faits étudiés chez le mouton paraissent, au moins à une période de la vie embryonnaire, se montrer de la même façon chez l'homme.

5° La matière glycogène se rencontre de très bonne heure dans les tissus de l'embryon ; elle ne se localise au foie que plusieurs semaines après la naissance.

INDEX BIBLIOGRAPHIQUE

Balfour. — A treatise of comparotiv embryologie, 1881.

Bernard Cl. — Présence du sucre dans le foie. C. R. Ac. sc., 1848.

— Présence du sucre dans l'urine du fœtus. C. R. Ac. sc., 1850.

— Recherches sur une nouvelle fonction du foie. Th. 1853.

— Sur le mécanisme de la formation du sucre dans le foie. C. R. Ac. sc., 1855.

— Réponse à une communication de M. Sanson. C. R. Ac. sc. 1857.

— Sur une nouvelle fonction du placenta. C. R. Ac. sc., 1859.

— Sur l'origine de la glycogénie dans la vie embryonn. Mém. de la Soc. de biologie, 1859.

— De la mat. glyc. comme condition de développement de certains tissus du fœtus avant l'apparition de la fonction glycogénique du foie. C. R. Ac. sc., 1859.

— Journ. de physiol., 1859.

— Glycogénie dans le foie. Revue scient., 1872.

Blanchard. — Journ. de l'anatomie, 1876.

Cadiat. — Leçons d'anatomie générale, 1878.

Cadiat. — Sur le développement de la portion céph. thor. Journal de l'anat., 1878.

Chrétien. — Art. Foie. Dict. encyclop., 1878.

Coste. — Histoire du développement des êtres organis. Paris, 1847.

Delage. — De l'origine des éléments figurés du sang. Th. 1880.

Fahrner. — De globulorum sanguinis in mammalium embryonibus atque adultis origine. — Diss. inaug. Zurici, 1845.

Fol. — Description d'un embryon humain de 0,0056. Recueil zool. Suisse, 17 juin 1884.

Trey. — Traité d'histologie.

Gegenbaur. — Manuel d'An. Comp., 1874.

Hewson. — Opus posthumum. Leyde, 1785.

His. — Anatomie menschlicher embryonen. Leipzig., 1880.

Kolliker. — Éléments d'histologie humaine, trad. M. Sée, 1872.

Kolliker. — Embryologie. Trad. Schneider. Paris, 1882.

— Embryologische Mittheilungen in Festschrift in Halle 1879.

— Zeitschr. f. rat. medicin. Bd. IV, 1846.

Ch. Legros. — C. R. Ac. sc. 1870.

— Journ. de l'Anatom. 1874.

Liegeois. — Art. bile. Dict. encyclop.

Mac Donnall. — Subst. amyl. de quelques tissus du fœtus. Journ. de physiol. T. VI, 1863.

Oré. — Fonctions de la veine porte. J. de l'Anat. et Phys. 1864.

Rathke. — Formation de la veine porte chez les mam. Brebis. In Meckel's Archiv. 1830.

Reichert. — Das. Entwicklungsleben im Wirbelthierreich. 1840.

— Muller's Archiv. 1846.

Remak. — Ueber blutleere Gefässe im Schwanze der Floshlarve. Muller's Archiv. 1850.

Remok. — Untersuc. über die Entwickl. der Wirbelthiere. Berlin, 1850.

Robin Ch. — Anat. et physiol. cellulaire, Paris, 1873.

— Traité des humeurs, Paris, 1874.

— Art. méconium. du Dict. encycl.

— Art. Foie du dict. Littré et Robin.

Rouget. — Des substances amyloïdes des tissus animaux. Journ. de physiol. 1e, 2e partie, 1859.

— C. R. Ac. sc. 1859.

Schiff. — Recherches sur la glycogénie animale. Journ. d'an. et phys. 1866.

Toldt et **Zuckerkandl.** — Sitzungsberische Akademie der Wissenschaftèn. mathem, natural classe 1875.

Uskow. — Ueber die Entwicklung des Zwerchfells, Archiv. für mikr. anat. 1883.

Valentin. — Handbuch der Entwicklung, des Menschen, 1835.

Vogt. — C. Embryogenie des Salmones, in, Hist. nat. des poissons d'eau douce par Agassiz, Neufchâtel, 1842.

Weber und Kolliker. — Ueber die Bedentung der Leber f. die Bildung der Blutkörperchen des embryonen. Zeitschr, f. rat. Medicin, Bd. IV, 1846.

EXPLICATIONS DES FIGURES

Fig. 1. — Profil d'un embryon de mouton de 0^m,008.

Fig. 2. — Coupe de l'embryon précédant passant par la partie moyenne du cœur; grossissement 16 *d*.

a. *Aorte*.

c. *Cœur*.

d. *Diaphragme* encore assez nettement séparé du foie.

f. *Foie*. — Les parties claires représentent les cylindres hépatiques. Les parties foncées les vaisseaux sanguins.

i. *Intestin*. — Compris entre les deux prolongements du foie.

m. *Moelle*.

m s. *Membre supérieur*.

W. *Corps de Wolff*.

Fig. 3. — Détail de la coupe précédente; grossissement 250 *d*.

a. Noyaux des cylindres hépatiques, contenus dans la substance fondamentale amorphe, finement granuleuse.

h. Globules sanguins nucléés. (La ligne claire est trop éloignée du noyau sur ce dessin).

c. Epithélium péritonéal au dessus duquel on aperçoit en quelques endroits le tissu cellulaire de la capsule.

d. Noyau épithélial des vaisseaux capillaires; de chaque côté on voit une ligne foncée représentant la cellule épithéliale.

Fig. 4. — Profil d'un embryon de mouton de 0^m,014.

Fig. 5. — Coupe de l'embryon précédent, au niveau de la partie moyenne du foie, grossissement 16 *d*.

a. Aorte.

c. Pointe du cœur.

d. Diaphragme assez nettement séparé du foie.

ch. Conduit biliaire.

f. Foie. — Les deux prolongements postérieurs sont déjà moins accentués que dans la coupe. 2. — On aperçoit au centre la veine ombilicale, en arrière, près de la périphérie, les vaisseaux capillaires sont rangés en forme d'arcade laissant un espace plus clair entre eux et le péritoine rempli par des cellules hépatiques. En avant et sur les côtés les vaisseaux plus irréguliers viennent jusqu'au péritoine.

i. Intestin.

m. Moelle.

ms. Membre supérieur.

w. Corps de Wolff.

Fig. 6. — Détail de la coupe précédente. Grossissement 250 d.

a. Noyaux des cylindres hépatiques entre lesquels on voit la segmentation internucléaire commençant à se produire.

b. Globules du sang nucléés.

c. Épithélium péritonéal.

d. Cellules hépatiques dont les contours sont très nettement indiqués.

e. Coupe d'un cylindre présentant une cavité centrale.

f. Couche de tissu cellulaire contenant des noyaux fibroplastiques. Au-dessous on voit la couche de substance fondamentale contenant des noyaux et commençant à se segmenter un peu plus loin.

Fig. 7. — Coupe du foie d'un embryon humain de $0^m,065$.

a. Noyaux.

b. Globules du sang nucléés.

c. Épithélium péritonéal.

d. Épithélium des vaisseaux capillaires.

f. Capsule. Nettement séparée de la couche de substance fondamentale.

Fig. 8. — Coupe passant un peu à droite de la ligne médiane d'un embryon de mouton de $0^m,012$.

c. Cordon ombilical.

d. Diaphragme.

f. Foie. On voit la veine ombilicale qui le traverse horizontalement d'avant en arrière.

N. B. — Tous ces dessins ont été dessinés à la chambre claire.

Imprimerie A. DERENNE, Mayenne.— Paris, boulevard Saint-Michel, 52.